I0000481

D' FERRON

DEÇIN PRINCIPAL DE L'ARMÉE

OSTÉOME DES CAVALIERS

BORDEAUX

IMPRIMERIE G. GOUNOUILHOU

11 — Rue Guiraude — 11

—

1893

OSTÉOME DES CAVALIERS

OSTÉOME DES CAVALIERS

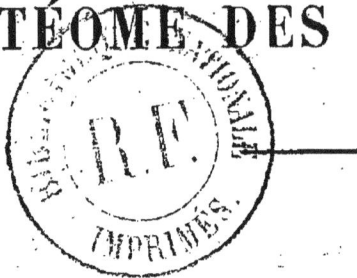

Je ne viens pas, au sujet du malade que j'ai opéré et que je vais vous présenter, vous retracer l'histoire clinique de l'ostéome des muscles, affection assez fréquente ; j'en retrouve, en effet, quatre observations dans les *Archives de Médecine et de Pharmacie militaires* de la seule année 1892, mais sur laquelle l'attention n'est attirée, en France, que depuis quelques années par les publications de Favier, Schmit, Charvot, Lalesque, Ferron, Tartière, Labrevoit, Boppe, Gazin, Demmler, Thiriar (de Bruxelles). Cette histoire clinique vient d'être remarquablement exposée par M. le médecin major Nimier, dans un article publié par la *Gazette hebdomadaire de Médecine et de Chirurgie de Paris*, n° 11, page 123, 18 mars 1893 ; je ne saurais mieux faire que vous la signaler.

Vous verrez que, naturellement, les éléments qui constituent cette étude sont de source à peu près exclusivement militaire et que les travaux allemands publiés à ce sujet, antérieurs aux nôtres, sont aussi plus nombreux.

Voici le résumé de l'observation de mon cavalier :

Le nommé H... entre dans mon service, le 10 janvier, avec le diagnostic ostéome des cavaliers, après avoir été

(1) Communication à la Société de Médecine et de Chirurgie, séance du 5 mai 1893.

présenté à la Société d'Anatomie et de Physiologie de Bordeaux par M. Sourris, médecin major du 6ᵉ hussards.

Au moment de son entrée, ce jeune soldat était porteur d'une tumeur qui occupait la région supérieure et antéro-interne de la cuisse gauche, triangulaire, d'une dureté osseuse, ayant pour limite interne la ligne tracée de la symphyse pubienne à l'anneau des adducteurs; en dehors, la ligne des vaisseaux cruraux; supérieurement, une ligne brisée jetée de la symphyse au-dessous de l'anneau crural. Sans adhérences à la peau, mobilisable; elle était formée de deux faisceaux, situés dans les muscles adducteurs, reposant sur une base empâtée. On rencontrait, en outre, au niveau de l'anneau crural, un gros ganglion sur la tumeur; dans le bassin, à hauteur de l'épine iliaque antéro-supérieure, à égale distance de l'ombilic et de la crête iliaque, une masse ganglionnaire de la grosseur d'une mandarine et, un peu plus bas, longeant les vaisseaux iliaques, une deuxième masse moins bien limitée. Au dire de l'intéressé, l'évolution de cette tumeur aurait été progressive.

Marinier, il s'engage et arrive au corps vers les premiers jours de novembre, ne monte à cheval que le 15 du même mois et ressent, dès le 20 novembre, des frémissements (c'est l'expression qu'il emploie), de la pesanteur dans la région interne de la cuisse, qui lui semblait augmentée de volume et des douleurs surtout lorsque, cherchant à se maintenir à cheval, il rapprochait les genoux. Survient ensuite un ganglion crural, que H... prétend avoir atteint le volume d'un petit œuf (je ne lui ai jamais connu que celui d'une amande) et une ecchymose dans la région pubienne, mais si fugace qu'il n'en restait plus trace lorsque H... se présenta à la visite le 20 décembre.

Le 21 janvier, les deux segments de la tumeur étaient plus nettement isolables, constituant deux ostéomes distincts. Le premier, interne, mesurant neuf centimètres de longueur, occupant le premier adducteur; c'était un ovoïde, dont les doigts délimitaient facilement les contours. Le second, fusiforme ou plutôt en forme de cornet, à surface irrégulière, commençait à cinq centimètres au-dessous de l'arcade, était logé dans le troisième adducteur; il mesurait quinze centimètres de longueur, son extrémité supérieure était beaucoup plus épaisse que l'inférieure. La pression y réveillait quelques douleurs; les mouvements, ayant pour but la progression, déterminaient des souffrances assez vives.

Sous l'influence du repos, du massage, peut-être aussi du traitement iodé, les changements notables, déjà constatés dès l'entrée à l'hôpital, s'accentuèrent; l'ostéome interne, séparé de la peau par l'aponévrose, paraissait facilement énucléable; il ne mesurait plus que huit centimètres le 31 janvier et sept centimètres le 5 mars; il avait perdu aussi de son épaisseur. Une réduction, également appréciable, était survenue dans le second, qui à cette dernière date était moins volumineux et ne mesurait plus que quatorze centimètres et demi; mais, à partir de ce moment, la régression s'arrêta.

Pendant cette période de deux mois, les masses ganglionnaires avaient complètement disparu.

Le 20 mars, le malade demanda à être débarrassé de ces corps étrangers, point de départ d'une gêne marquée des mouvements de la cuisse.

Chloroformé le 21 mars, il fut opéré avec précautions antiseptiques. Une incision de sept centimètres, commençant au pli scrotal, fut tracée sur l'ostéome interne; les lèvres de l'enveloppe aponévrotique furent fixées à l'aide de pinces et l'isolement fut poursuivi autant à l'ongle qu'à la rugine; d'abord, vers l'extrémité supérieure terminée en pointe, aboutissant au tendon d'insertion du premier adducteur à la branche montante du pubis, mais s'arrêtant à un demi-centimètre environ de la surface osseuse; puis, après réclinaison vers les parties profondes et inférieures, détachant la production osseuse des faisceaux musculaires encore respectés par l'ossification.

Quelques fragments, détachés de cette masse dans le cours de la dissection, furent enlevés sans hémorragie notable et la cavité comblée avec une compresse aseptique.

L'incision portée sur le deuxième ostéome, mesurant quinze centimètres suivant l'axe de la tumeur, ménageant la saphène rejetée en dedans, le couturier récliné en dehors, mit à nu un long fuseau osseux, formé d'une coque peu résistante de deux millimètres d'épaisseur, présentant quelques lacunes, se brisant facilement en plaques de dimensions variées et incomplète supérieurement. La partie antérieure enlevée, on découvrit un faisceau musculaire implanté sur une cupule très résistante, de trois millimètres d'épaisseur, coiffée d'une masse blanchâtre, en forme de bonnet persan ayant tout l'aspect du contenu charnu de la pince d'un gros homard.

Isolée de la capsule, la masse musculaire fut relevée, le reste fut supprimé et il fut procédé au détachement d'écailles rappelant la carapace du corselet du homard qui formaient la partie profonde de l'enveloppe fusiforme. Sa dissection, assez délicate, fut poursuivie en haut et en bas jusque sur la ligne âpre du fémur. Du sang s'écoula, en nappe, en assez grande abondance; le faisceau musculaire, libéré, fut fixé à l'aponévrose intermusculaire.

Les cavités qui servaient de lit à ces tumeurs osseuses furent lavées à l'eau phéniquée forte, saupoudrées d'iodoforme, drainées et fermées par plusieurs plans de sutures, enfin pansées.

Les suites opératoires ont été des plus simples; les points de suture furent enlevés le 29, ainsi que les drains, peut-être un peu trop tôt; car, après une absence de quelques jours, je trouvais le 12 avril, le pansement souillé d'un peu de pus.

Néanmoins, la cicatrisation, un instant retardée, était achevée le 20 avril.

L'opéré, maintenu jusqu'alors au repos, marche depuis ce jour, n'accusant qu'un peu de raideur le long du bord interne du creux poplité et une gêne beaucoup moins prononcée qu'avant l'opération.

La différence de volume des deux membres est peu prononcée relativement à celui des masses osseuses enlevées. Elle est de vingt-cinq millimètres à quinze centimètres au-dessus de la rotule et d'un centimètre à peu près au niveau du pli scrotal. Mais au-dessous de la cicatrice souple, non adhérente, on rencontre, en suivant la face interne du fémur, une saillie, irrégulière, légèrement douloureuse à la pression, mesurant cinq centimètres de longueur, formant corps avec l'os et accusant un foyer d'ostéo-périostite.

Dans l'étude faite par M. Nimier, vous trouverez énumérés les auteurs des travaux et des observations sur les ostéomes, tumeurs osseuses rencontrées en diverses régions, deltoïde, biceps, brachial antérieur, droit antérieur, droit interne, mais surtout dans les adducteurs; ceux de ces derniers muscles ont reçu, en Allemagne, le nom d'os *des cavaliers (reiternocken);* je ne crois donc pas devoir revenir sur cette énumération.

Cette revue rappelle aussi les deux théories émises pour expliquer l'évolution de ces productions osseuses: 1° celle de l'hématome subissant la transformation osseuse; 2° celle de la myosite ossifiante.

Si dans mes observations d'ostéome du pli du coude consécutifs à la déchirure du brachial antérieur, que j'ai présentées à la Société d'Anatomie et de Physiologie de Bordeaux, la pathogénie de l'épanchement sanguin doit être acceptée, elle doit être rejetée pour les ostéomes des adducteurs présentés par H...; il faut les rapporter à un processus inflammatoire, à une myo-

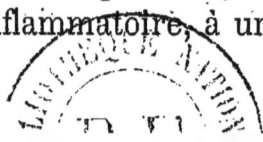

site ossifiante ayant pour étiologie l'irritation produite par les premiers exercices d'équitation.

Cette pathogénie est affirmée : 1° Par les adénopathies développées soit au voisinage de la tumeur, soit dans le bassin, dont j'ai suivi la régression progressive ;

2° Par la constitution des tumeurs elles-mêmes, presque confondues au début en une seule masse, dans une gangue qui ne permet pas de bien limiter leurs contours ; les deux lobes, d'abord douloureux à la pression, s'isolent ensuite en diminuant lentement de volume, alors que n'existent plus les causes qui entretenaient et propageaient l'irritation ;

3° Par l'évolution de ces ostéomes, lorsque la tumeur débute par un hématome, l'épanchement sanguin s'étend en nappe sur une grande partie du membre, se traduisant à l'extérieur par de vastes ecchymoses qui disparaissent peu à peu en laissant une tumeur localisée, dont la dureté croit de jour en jour et qui finit par acquérir une consistance osseuse. Ici, rien de semblable n'a été constaté ;

4° Par la structure de ces tumeurs.

Dans le premier ostéome on rencontrait :

a. Une première partie tendineuse insérée sur la branche montante du pubis ;

b. La production osseuse, si superficielle que, dans le cas d'hématome, elle eût été certainement dévoilée par une ecchymose qui n'a pas été rencontrée ;

c. Les fibres charnues non atteintes par l'inflammation, s'insérant de toutes parts sur les irrégularités offertes par la surface de l'ostéome.

Dans le second, sous la coque osseuse enveloppante, se dessinent également trois parties ; la première, faisceau musculaire en parfait état de conservation non complètement isolé de l'adducteur ; une moyenne osseuse en cupule ; une troisième lardacée, masse musculaire dégénérée, limitée en haut par la cupule et au pourtour par l'enveloppe osseuse.

5° Enfin et surtout, l'ostéo-périostite fémorale persistante, qui indique qu'il y a eu deux éléments atteints par l'inflammation : *a.* Le tissu musculaire ; *b.* L'os lui-même.

Si je me suis décidé à enlever ces ostéomes, c'est que leur travail régressif était définitivement arrêté ; que leur disparition spontanée n'était pas admissible et que la gêne accusée pendant la marche par l'intéressé était sérieuse ; qu'elle persisterait aussi longtemps que ces corps étrangers (celui du grand adducteur est un des plus volumineux observés jusqu'à ce jour) occuperaient la partie supéro-interne de la cuisse.

D'autre part, j'avais devers moi les succès de Demmler en 1881, de Boppe en 1891, en France ; celui de Thiriar, en Belgique ; ceux, enfin, des chirurgiens allemands qui ne discutent plus l'ablation des ostéomes.

Vous pouvez apprécier les bons résultats de cette intervention ; ils justifient l'ablation proposée de tout ostéome point de départ d'une gêne apportée aux mouvements.

Les fragments osseux, présentés à la Société d'Anatomie et de Physiologie dans la séance du 27 mars, pesaient ensemble 76 grammes. L'ostéome du premier adducteur, pesant 28ᵍ50, représentait un ovoïde assez comparable comme forme à une grosse figue sèche, aplatie ; longueur soixante-cinq millimètres, largeur quatre centimètres, épaisseur trente-cinq millimètres ; extrémité supérieure effilée, non directement adhérente à l'os pubien, ainsi que je l'ai dit ; face profonde aplatie, face antérieure convexe, offrant à la réunion du tiers moyen avec le tiers inférieur une dépression ;

bord interne creusé d'une gouttière, bord externe
arrondi et uniformément lisse, consistance rappelant
celle d'une rotule.

En rapprochant les lames qui constituaient la coque
du deuxième ostéome, on pouvait à peu près reconsti-
tuer ce long fuseau de cent quarante-cinq millimètres
de longueur sur quatre centimètres de diamètre et de
deux millimètres d'épaisseur de parois.

La cupule osseuse incluse, placée sur le tiers moyen,
servait d'insertion par sa face concave au faisceau
musculaire que j'ai isolé, puis suturé profondément,
et par sa face convexe à ce cône de substance musculaire dégénérée qui plongeait dans l'extrémité inférieure de la coque.

Voici les résultats de l'examen histologique, commu-
niqués par M. le professeur Coyne à la Société d'Anatomie et de Physiologie de Bordeaux :

M. Coyne. La partie de l'ostéome que j'ai examinée se com-
posait de deux portions : une portion périphérique osseuse
large au plus d'un demi-centimètre à peu près, recouvrant une
portion centrale comme d'une coque. Cette partie centrale était
formée elle-même par un tissu présentant l'aspect d'une masse
musculaire, de forme conique, molle vers l'extrémité du cône
et paraissant composée exclusivement par du tissu musculaire ;
tandis que la base du cône, dans les deux tiers inférieurs, ren-
fermait un noyau dur, osseux, arrêtant le rasoir.

A l'examen microscopique, on voit que la partie molle est
formée non pas par du tissu musculaire comme sa couleur et sa
consistance avaient pu le faire croire tout d'abord, mais bien
par du tissu conjonctif absolument caractéristique. Ce tissu est
formé par des faisceaux fibrillaires, ponctués çà et là par des
cellules plates, ressortant parfaitement après coloration par
l'éosine hématoxylique. Par endroits, cependant, on voit des
nids de cellules embryonnaires, situées entre les faisceaux, sans
que l'on puisse dire dans quelle direction elles se différencieront
plus tard.

Les coupes, passant dans la partie inférieure du cône, nous

offrent un aspect tout différent. On y observe, en effet, des faisceaux musculaires en assez grand nombre; le tissu conjonctif qui les réunissait a proliféré, s'est hypertrophié et les sépare les uns des autres. Ces faisceaux musculaires paraissent pour la plupart en voie de dégénérescence et sont entourés par le tissu conjonctif dont nous venons de parler, tissu assez lâche comparativement aux bandes fibreuses composées d'un tissu compact et serré, qui semblent faire suite aux travées osseuses de l'ostéome.

Ce dernier est formé par des travées irrégulières ne présentant dans l'ensemble rien de bien caractéristique. Les ostéoblastes sont fort peu ramifiés. Quand on examine les parties qui avoisinent les bandes compactes de tissu conjonctif, on voit que des lames de tissu osseux formant la couche interne de l'ostéome partent des prolongements osseux à leur base et qui en se continuant à leur sommet avec les travées fibreuses, sont constitués par du tissu cartilagineux. En effet, on peut observer des cellules enfermées dans des capsules, entourées par une matière fondamentale, réfringente, moins colorée que la substance osseuse elle-même. Ces cellules sont irrégulières, anguleuses, mais ne présentent pas de prolongements. A la périphérie de ces bourgeons de substance cartilagineuse, on voit des cellules en grand nombre, serrées les unes contre les autres, ayant à peu près la même forme, constituant une zone intermédiaire entre les travées cartilagineuses et le tissu conjonctif à fibres serrées et compactes et représentant les ostéoblastes de Gegenbaur.

La portion osseuse périphérique est formée par des travées osseuses, à ostéoblastes ramifiés, bien évidents. Ces travées circonscrivent des espaces irréguliers, formés par du tissu conjonctif embryonnaire représentant une moelle osseuse, embryonnaire, dont les vaisseaux sanguins sont très dilatés.

En résumé, nous avons affaire à un ostéome développé aux dépens du tissu conjonctif, mais offrant cette particularité remarquable *(qui fait d'ailleurs tout l'intérêt de cette présentation)* que le tissu osseux, avant de s'organiser aux dépens du tissu conjonctif, *passe par la forme cartilagineuse.*

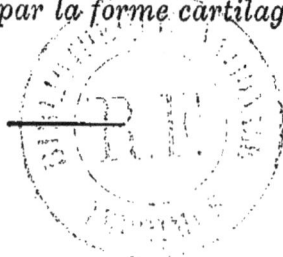

Bordeaux. — Imp. G. GOUNOUILHOU, 11, rue Guiraude.

www.ingramcontent.com/pod-product-compliance
Lightning Source LLC
Chambersburg PA
CBHW050436210326
41520CB00019B/5958